Simplice TCHOUNGA

Tout ce que vous devez savoir sur le nouveau règlement de l'Union européenne

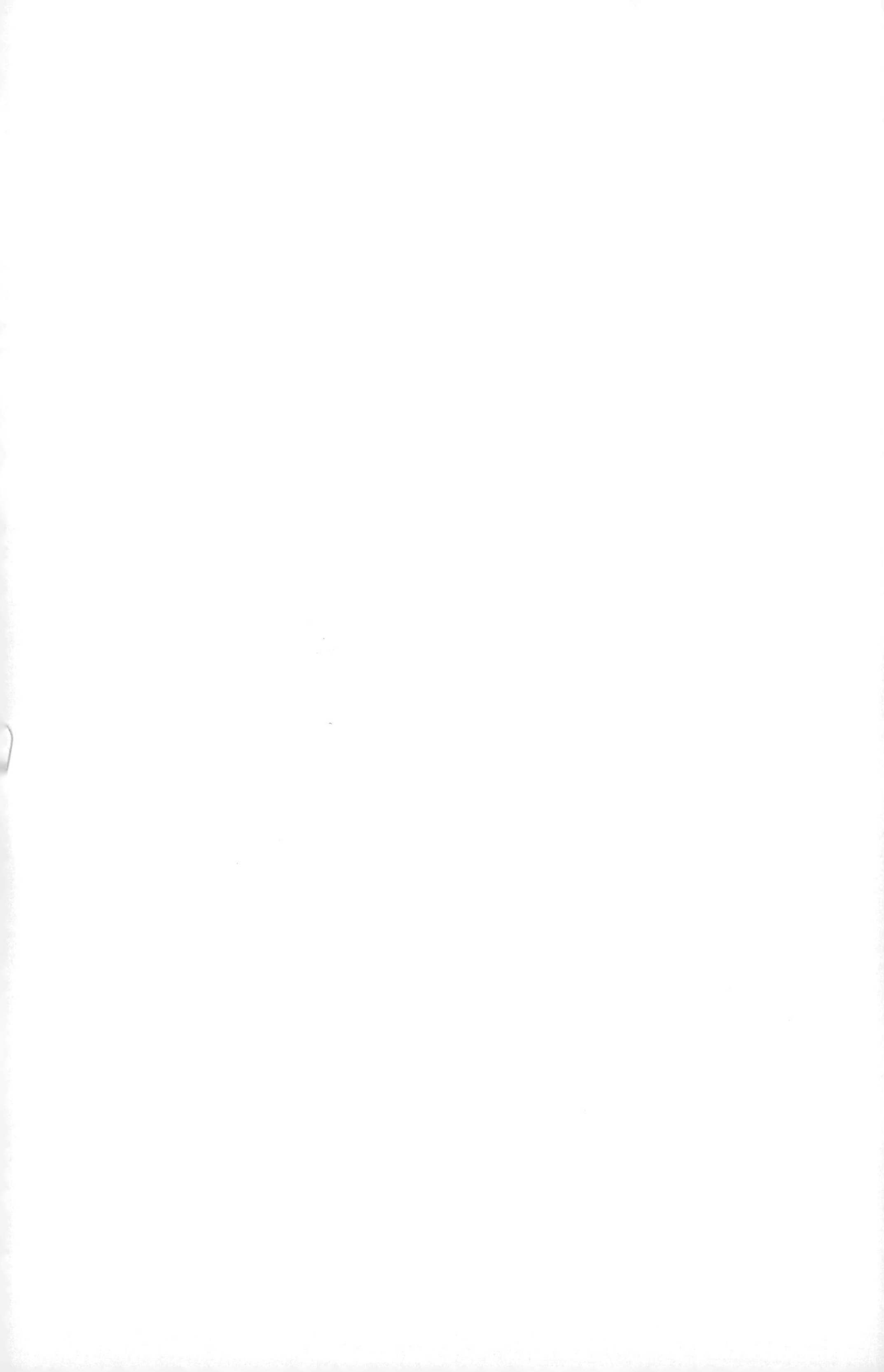

Simplice TCHOUNGA

Tout ce que vous devez savoir sur le nouveau règlement de l'Union européenne

sur les dispositifs médicaux

ScienciaScripts

Imprint

Any brand names and product names mentioned in this book are subject to trademark, brand or patent protection and are trademarks or registered trademarks of their respective holders. The use of brand names, product names, common names, trade names, product descriptions etc. even without a particular marking in this work is in no way to be construed to mean that such names may be regarded as unrestricted in respect of trademark and brand protection legislation and could thus be used by anyone.

Cover image: www.ingimage.com

This book is a translation from the original published under ISBN 978-620-3-40939-0.

Publisher:
Sciencia Scripts
is a trademark of
International Book Market Service Ltd., member of OmniScriptum Publishing Group
17 Meldrum Street, Beau Bassin 71504, Mauritius
Printed at: see last page
ISBN: 978-620-3-39177-0

Tout ce que vous devez savoir sur le nouveau règlement de l'UE sur les
dispositifs médicaux
VOLUME 2 :

**Les étapes à suivre pour le marquage CE d'un dispositif médical en vertu du
nouveau règlement européen (UE) 2017/745 relatif aux dispositifs médicaux
modifié par le règlement (UE) 2020/561**

Dédicace

Au créateur qui m'a inspiré pour écrire ce livre.
A ma famille que j'aime tant et à tous ceux qui se battent pour un monde plus juste et équitable afin que la paix, la liberté d'expression, l'égalité pour tous et la fraternité entre les peuples sans aucun intérêt prévalent...

Liste des acronymes et abréviations

4

MD : Dispositif médical

TF/TD : Dossier technique / Documentation technique

UDI : Identification unique des dispositifs

SPGR : Exigences générales de sécurité et de performance

UE : Union européenne

OJEU : Journal officiel de l'Union européenne

ISO : Organisation internationale de normalisation

EUDAMED : Base de données européenne sur les dispositifs médicaux

MDCG : Groupe de coordination des dispositifs médicaux

NB : Organisme de notification

NC : Non-conformité

PSUR : Rapport périodique actualisé sur la sécurité

PMS : surveillance du marché des produits de la poste

PMCF : Suivi clinique post-commercialisation

QMS : Système de gestion de la qualité

STED : Documentation technique sommaire

Préface

5

Le nouveau règlement sur les dispositifs médicaux (UE) 2017/745, adopté en mai 2017, remplacera la directive actuelle sur les dispositifs médicaux (93/42/CEE) (DDM) et la directive sur les dispositifs médicaux implantables actifs (90/385/CEE) (DDMIA). La publication du règlement sur les dispositifs médicaux (UE) 2017/745 le 26 mai 2017 a marqué le début d'une période de transition de trois ans entre la DDM et la DDMIA.

En regroupant deux directives en un seul règlement, directement applicable sans avoir à être transposé en droit national, le règlement (UE) 2017/745 sur les dispositifs médicaux réduira donc le risque de divergences d'interprétation entre les pays de l'UE.

Ce livre aidera à comprendre les principaux changements et la façon dont ils se répercuteront tout au long du cycle de vie des dispositifs médicaux.

Introduction

La nouvelle version de ce livre est conforme au règlement (UE) 2020/561 du Parlement européen et du Conseil du 23 avril 2020 modifiant le règlement (UE) 2017/745 relatif aux dispositifs médicaux en ce qui concerne les dates d'application de certaines de ses dispositions.

Le contexte de la propagation de COVID-19 et de la crise de santé publique qui en résulte constitue un défi sans précédent pour les États membres et représente une charge considérable pour les autorités nationales, les institutions de santé, les citoyens de l'UE et les opérateurs économiques.

La crise de la santé publique a créé des circonstances extraordinaires qui nécessitent des ressources supplémentaires considérables et une augmentation des dispositifs médicaux vitaux disponibles, ce qui n'aurait pas pu être raisonnablement anticipé au moment de l'adoption du règlement (UE) 2017/745 sur les dispositifs médicaux.

Ces circonstances extraordinaires ont un impact significatif sur divers domaines couverts par le règlement (UE) 2017/745, tels que la désignation et les activités des organismes notifiés et la commercialisation et la disponibilité des dispositifs médicaux dans l'UE.

Compte tenu de l'ampleur sans précédent des difficultés actuelles et de la complexité du règlement (UE) 2017/745, il est très probable que les États membres, les établissements de santé, les opérateurs économiques et les autres parties prenantes ne seront pas en mesure d'assurer la mise en œuvre et l'application correctes du règlement (UE) 2017/745 à partir du 26 mai 2020, comme le prévoit ce dernier.

Ce volume 2 du manuel "Tout ce que vous devez savoir sur le nouveau règlement européen relatif aux dispositifs médicaux" est destiné à tous les opérateurs économiques dans le domaine des dispositifs médicaux.

Il vise à aider les professionnels de l'industrie des dispositifs médicaux à comprendre le nouveau règlement européen sur les dispositifs médicaux, à les éclairer sur les principales évolutions, et à présenter de manière synthétique et claire les étapes à suivre pour marquer CE un dispositif médical selon le nouveau règlement européen (UE) 2017/745 tout en tenant compte du règlement (UE) 2020/561 du 23 avril 2020 qui le modifie.

Le nouveau règlement européen (UE) 2017/745 sur les dispositifs médicaux publié au JOUE le 5 mai 2017 est en vigueur depuis le 26 mai 2017, et qui entrera en vigueur le 26 mai 2021, révolutionne tout simplement le secteur de la réglementation des dispositifs médicaux. Ce règlement abroge les directives 90/385/CEE et 93/42/CEE, respectivement pour les dispositifs médicaux implantables actifs et les dispositifs médicaux.

Dans cette nouvelle version de ce manuel, nous allons vous présenter tout d'abord les nouvelles évolutions majeures du Règlement européen (UE) 2017/745, ensuite les différents éléments de la documentation technique, puis les différentes procédures d'évaluation de la conformité dans le cadre du nouveau règlement, les étapes à suivre pour le marquage CE d'un dispositif médical et enfin les obligations générales des opérateurs économiques dans ce nouveau cadre réglementaire de l'UE, tout cela incluant les changements concernant les dates d'application de certaines dispositions conformément au Règlement (UE) 2020/561.

Chapitre 1 : Les principales évolutions du règlement européen (UE) 2017/745 relatif aux dispositifs médicaux

Le processus de révision complète de la réglementation de l'UE sur les MD a été achevé en 2017. L'objectif principal de cette révision est de renforcer la sécurité sanitaire et d'harmoniser l'application des règles dans les pays de l'UE. Il devrait également améliorer la traçabilité des médicaments et la surveillance du marché grâce à la base de données européenne sur les dispositifs médicaux.

Cette refonte majeure de la réglementation de l'UE a conduit à la publication du règlement européen (UE) 2017/745 sur les MD au JOUE le 5 mai 2017. Ce règlement est directement applicable dans tous les pays de l'UE sans aucune mesure de transcription nationale.

Les principales évolutions du règlement (UE) 2017/745 sont les suivantes

4- Le champ d'application est étendu aux groupes de produits sans finalité médicale. Ces produits sont énumérés à l'annexe XVI du règlement (UE) 2017/745.

» De nouvelles exigences sont imposées aux opérateurs économiques, à savoir Les fabricants et les représentants autorisés doivent toujours avoir au moins un responsable de la conformité réglementaire possédant l'expertise requise en matière de dispositifs médicaux dans leur organisation et en permanence. Les obligations de vérification de la conformité des produits importés ou distribués au règlement (UE) 2017/745 sont en place pour les importateurs et tous les distributeurs.

Une spécificité est donnée aux micro et petites entreprises au sens de la recommandation 2003/361/CE de la Commission* : elles ne sont pas tenues d'avoir une personne au sein de leur organisation pour assurer le respect de la réglementation, mais cette personne est à leur disposition de manière permanente et ininterrompue.

(*) : Recommandation 2003/361/CE de la Commission du 6 mai 2003 concernant la définition des micro, petites et moyennes entreprises.

> » Les organismes notifiés sont sous le contrôle de la Commission européenne pour une meilleure harmonisation des pratiques. Ils répondent désormais à un cahier des charges de compétence renforcé (conférant l'annexe VII du règlement (UE) 2017/745) et sont, par exemple, soumis à de nouvelles obligations procédurales (plusieurs audits inopinés chez les fabricants, contrôles de produits, etc.)

4- Le système de vigilance et de surveillance du marché est amélioré avec l'obligation pour les fabricants sous le contrôle d'organismes notifiés de signaler tous les incidents graves et les mesures de sécurité, de produire des rapports périodiques actualisés sur la sécurité (PSUR) et des rapports de tendance par le biais du système électronique de la base de données européenne des dispositifs médicaux.

4- La supervision des investigations cliniques. Elles sont désormais obligatoires pour les médecins de classe III et les médecins implantables. Pour tous les dispositifs de classe III et pour les dispositifs de classe IIb destinés à administrer un médicament dans l'organisme et/ou à retirer un médicament de l'organisme, le fabricant peut consulter un groupe d'experts avant de procéder à son évaluation clinique et/ou à son investigation clinique afin d'examiner la stratégie de développement clinique prévue par le fabricant et les propositions d'investigation clinique.

» L'organisme notifié soumet à la Commission son rapport d'évaluation clinique et la documentation de l'évaluation clinique du fabricant. La Commission transmet immédiatement ces documents au groupe d'experts concerné.

4- Nouvelles exigences générales de sécurité et de performance. Il ne s'agit plus d'exigences essentielles, mais d'exigences générales de sécurité et de performance (EGPS). De nouveaux GSPR ont été introduits, notamment la justification de l'utilisation de substances dangereuses qui sont cancérigènes, mutagènes ou toxiques pour la reproduction et/ou de perturbateurs endocriniens, ou de mesures de sécurité informatique (cyber-sécurité).

4- Présentation du système UDI. La mise en place d'un système d'identification unique des dispositifs, appelé système UDI, permet l'identification et facilite la traçabilité des dispositifs autres que les dispositifs sur mesure et les dispositifs faisant l'objet d'une enquête.

Le [7] juin 2019, la Commission européenne a publié la décision d'exécution de la Commission (UE) de 2019/939, désignant les entités émettrices responsables de la mise en œuvre d'un système d'attribution d'identificateurs uniques de dispositifs (UDI) dans le domaine des dispositifs médicaux. Ces entités sont au nombre de quatre :

J GS1 AISBL

J Conseil des communications des entreprises du secteur de la santé (HIBCC)

J ICCBBA

J Centre d'information sur les spécialités pharmaceutiques - IFA GmbH

Les désignations restent valables pour une période de cinq ans à partir du 27 juin 2019. À l'issue de cette période, chacune de ces désignations peut être renouvelée pour une nouvelle période de cinq ans si l'entité adjudicatrice satisfait toujours aux critères et aux procédures de désignation.

» La base de données européenne sur les dispositifs médicaux (EUDAMED). Cette base de données devrait être mise en place par la Commission européenne et devra publier un avis au JOUE avant le [25] mars 2021, après avoir vérifié qu'Eudamed est pleinement opérationnel et qu'il correspond aux spécifications fonctionnelles définies, et visera, entre autres, à

- Pour permettre au public d'être correctement informé des dispositifs mis sur le marché, les certificats correspondants délivrés par les organismes notifiés et les opérateurs économiques concernés ;

- Permettre l'identification unique des dispositifs dans le marché intérieur et faciliter leur traçabilité ;

- Permettre au public d'être correctement informé des investigations cliniques et aux promoteurs d'investigations cliniques de se conformer aux obligations énoncées aux articles 62 à 80, à l'article 82 et dans tout acte adopté conformément à l'article 81 du règlement (UE) 2017/745 relatif à la médecine.

EUDAMED comprend plusieurs systèmes électroniques, comme indiqué dans le règlement (UE) 2017/745 :

a) le système d'enregistrement des dispositifs électroniques couvert par l'article 29, paragraphe 4 ;

b) la base de données UDI couverte par l'article 28 ;

(c) le système d'enregistrement électronique des opérateurs économiques visés à l'article 30 ;

(d) le système électronique pour les organismes notifiés et les certificats couverts par l'article 57 ;

(e) le système électronique pour les investigations cliniques visées à l'article 73 ;

(f) le système électronique de surveillance et de vigilance post-commercialisation couvert par l'article 92 ;

(g) le système de surveillance électronique du marché couvert par l'article 100.

4- Résumé de la sécurité et des performances cliniques. Dans le cas des dispositifs médicaux implantables et de classe III, autres que les dispositifs sur mesure ou les dispositifs sous investigation, le fabricant produit un résumé de la sécurité et des performances cliniques. Le résumé de la sécurité et des performances cliniques est rédigé de manière à être clair pour l'utilisateur auquel le dispositif est destiné et, le cas échéant, pour le patient, et il est mis à la disposition du public par l'intermédiaire d'EUDAMED.

4- Le rapport de tendance. Les fabricants signalent, par le biais du système électronique couvert par l'article 92 du règlement (UE) 2017/745, toute augmentation statistiquement significative de la fréquence ou de la gravité des incidents qui ne sont pas des incidents graves ou qui constituent des effets secondaires indésirables attendus qui pourraient avoir un impact significatif sur le rapport bénéfice/risque du produit.

4- Enregistrement des fabricants, des représentants autorisés et des importateurs. Avant la mise sur le marché d'un dispositif autre qu'un dispositif sur mesure, les fabricants, les mandataires et les importateurs transmettent au système électronique visé à l'article 30, aux fins de l'enregistrement, les informations contenues à l'annexe VI, partie A, section 1, à condition qu'ils ne soient pas déjà enregistrés. Lorsque la procédure d'évaluation de la conformité prévoit l'intervention d'un organisme notifié conformément à l'article 52, les informations contenues à l'annexe VI, partie A, section 1, sont transmises à ce système électronique avant qu'une demande ne soit introduite auprès de l'organisme notifié.

» Enregistrement des dispositifs médicaux. Avant la mise sur le marché d'un dispositif autre qu'un dispositif sur mesure, le fabricant attribue au dispositif, conformément aux règles de l'entité émettrice visée à l'article 27, paragraphe 2, une ID UDI de base telle que définie à l'annexe VI, partie C, et la transmet à la base de données UDI avec les autres éléments de données principaux couverts par l'annexe VI, partie B, en relation avec le dispositif en question.

4- La déclaration de conformité de l'UE remplace la déclaration de conformité de la CE. La déclaration de conformité de l'UE certifie que les exigences du règlement (UE) 2017/745 sur les MD ont été respectées en ce qui concerne le dispositif concerné. Le fabricant conserve la déclaration de conformité de l'UE. La déclaration de conformité de l'UE contient, au minimum, les informations contenues dans l'annexe IV et est traduite dans une ou plusieurs langues officielles de l'UE exigées par les États membres ou les États membres dans lesquels le dispositif est mis à disposition.

4- La reclassification de certains dispositifs, par exemple les logiciels médicaux (confère l'annexe VIII, règle 11 pour les logiciels médicaux, etc.)

4- Carte d'implantation et informations à fournir au patient avec un dispositif implantable. Le fabricant d'un dispositif implantable joint au dispositif les éléments suivants

- Les informations nécessaires à l'identification du dispositif, y compris le nom, le numéro de série, le numéro de lot, l'UDI, le modèle du dispositif, ainsi que le nom, l'adresse et le site web du fabricant ;(a)

- Avertissements, précautions ou actions à prendre par le patient ou un professionnel de la santé concernant l'interférence réciproque avec des sources externes ou des conditions environnementales ou des examens médicaux raisonnablement prévisibles ;

- Toute information sur la durée de vie prévue de l'appareil et le suivi éventuel nécessaire ;

- Toute autre information destinée à garantir l'utilisation sûre du dispositif par le patient, y compris les informations contenues à l'annexe I, section 23.4, point u) du règlement (UE) 2017/745.

Les informations mentionnées ci-dessus sont fournies, en vue de les mettre à la disposition du patient auquel le dispositif a été implanté, par tout moyen permettant un accès rapide à ces informations et sont rédigées dans la langue définie par l'État membre concerné. Les informations sont rédigées de manière à être facilement comprises par un profane et sont mises à jour si nécessaire. Les mises à jour des informations sont mises à la disposition du patient par le biais du site web du fabricant.

En outre, le fabricant fournit les informations ciblées au point (a), sur une carte d'implant remise avec le dispositif.

4- Dispositifs à usage unique et retraitement. Le retraitement et la réutilisation des dispositifs à usage unique ne peuvent avoir lieu que s'ils sont autorisés par la législation nationale du pays en question de l'UE et uniquement conformément à l'article 17 du règlement (UE) 2017/745.

» Groupe de coordination des dispositifs médicaux (MDCG). Un groupe de coordination des dispositifs médicaux (MDCG) est créé. Chaque État membre nomme un membre titulaire et un suppléant compétent dans le domaine des dispositifs médicaux au MDCG pour un mandat de trois ans renouvelable.

Tous ces changements majeurs nous amènent à nous poser la question ultime qui est de savoir quels sont les éléments qui entrent dans la documentation technique d'un nouveau produit selon le nouveau règlement (UE) 2017/745 relatif aux dispositifs médicaux ? La réponse à cette question constituera l'épine dorsale de notre prochain chapitre.

Chapitre 2 : Les éléments constitutifs de la documentation technique au titre du règlement (UE) 2017/745 relatif aux dispositifs médicaux

Depuis l'époque des directives 90/385/CEE et 93/42/CEE, les éléments de la documentation technique d'un produit ne sont pas vraiment différents selon sa classification. Cependant, avec la nouvelle réglementation européenne, comme nous l'avons vu dans le chapitre précédent, les changements apportés permettent d'impliquer de nouveaux éléments dans l'élaboration du dossier technique d'un dispositif médical. En vertu du nouveau règlement (UE) 2017/745, la documentation technique des dispositifs médicaux de classe I, IIa, IIb et III et, le cas échéant, un résumé (STED) du DT, que le fabricant doit établir, sont présentés de manière claire, organisée et non ambiguë, sous une forme facilement consultable, et comprennent notamment les éléments énumérés ci-dessous :

*** La description et la spécification de l'appareil, y compris les variantes et les accessoires**

Cela inclut :

J Le nom ou la marque commerciale du produit et une description générale de l'appareil, y compris sa destination, et des utilisateurs auxquels il est destiné

J L'UDI-ID couvert par l'annexe VI du règlement (UE) 2017/745, partie C, attribué par le fabricant au dispositif en question

La population de patients cible

J Les principes de fonctionnement de l'appareil et son mode d'action

J La justification de la qualification du produit en tant que dispositif

J La classe de risque du dispositif et la justification des règles de classification appliquées conformément à l'annexe VIII du règlement (UE) 2017/745

J Une explication de toute nouvelle caractéristique

Une description des accessoires de l'appareil, des autres appareils et des produits autres que les appareils destinés à être utilisés en combinaison avec l'appareil

J Une description ou une liste complète des différentes configurations ou variantes du dispositif qui doivent être mises à disposition sur le marché

J Une description générale des éléments fonctionnels clés tels que les pièces ou les composants

J Une description des matières premières incorporées dans les éléments fonctionnels clés et les éléments en contact direct avec le corps humain ou en contact indirect

J Les spécifications techniques, telles que les caractéristiques, dimensions et performances, de l'appareil et de toute variante/configuration ou accessoire qui sont généralement incluses dans les spécifications du produit mises à la disposition de l'utilisateur, par exemple dans des brochures, catalogues et autres publications similaires.

*** La référence aux générations précédentes et similaires de l'appareil**

> *J* Un aperçu de la ou des générations précédentes du dispositif produit par le fabricant, lorsque de tels dispositifs existent ;

> *J* Un aperçu des dispositifs similaires identifiés disponibles dans l'Union ou sur les marchés internationaux, lorsque de tels dispositifs existent.

*** Le jeu complet d'étiquettes sur le dispositif et son emballage, par exemple l'emballage de chaque unité, l'emballage de vente, l'emballage de transport en cas de conditions particulières de manipulation, dans les langues acceptées dans les États membres dans lesquels il est envisagé de vendre le dispositif**

*** Le mode d'emploi dans les langues acceptées dans les États membres dans lesquels il est envisagé de vendre l'appareil**

*** Le dossier de conception du produit**

Informations permettant de comprendre les étapes de conception appliquées au dispositif.

*** Informations sur les procédés de fabrication et la validation, les contrôles effectués et les essais du produit final**

*** Identification de tous les sites, y compris les fournisseurs et les sous-traitants, où sont effectuées les activités de conception et de fabrication**

❋   Prescriptions générales de sécurité et de performance (PSG)

La documentation contient des informations permettant de démontrer la conformité avec les exigences générales de sécurité et de performance définies à l'annexe I du règlement (UE) 2017/745 qui sont applicables au dispositif compte tenu de sa destination, y compris une justification, une validation et une vérification des solutions choisies pour répondre à ces exigences. Et les raisons pour lesquelles les autres exigences ne lui sont pas applicables.

Les méthodes utilisées pour démontrer la conformité à chaque exigence générale de sécurité et de performance applicable.

❋   La liste des normes harmonisées, des spécifications communes ou d'autres solutions appliquées

La référence précise des documents contrôlés fournissant la preuve de la conformité à chaque norme harmonisée, spécification commune ou autre méthode appliquée pour démontrer la conformité aux exigences générales de sécurité et de performance.

◆ Le dossier de la gestion des risques

Le dossier contient des informations sur l'analyse avantages/risques visée à l'annexe I, sections 1 et 8 ; et les solutions choisies, ainsi que les résultats de la gestion des risques visée à l'annexe I, section 3 du règlement (UE) 2017/745.

Il est rédigé conformément aux exigences de la norme EN ISO 14971 et doit inclure

       J Le plan de gestion des risques

       J Le document d'analyse des risques

J Le rapport sur la gestion des risques

***   Données précliniques**

Ces données comprennent :

> Les résultats des essais, tels que les essais techniques, les essais en laboratoire, les simulations et les essais sur les animaux, ainsi que les évaluations contenues dans la littérature publiée qui sont applicables au dispositif, compte tenu de sa destination, ou à des dispositifs similaires, en ce qui concerne la sécurité préclinique du dispositif et la conformité aux spécifications

> *J* Données de biocompatibilité, y compris l'identification de tous les matériaux en contact direct ou indirect avec le patient ou l'utilisateur

> *J* Caractérisation physico-chimique et microbiologique

> *J* Sécurité électrique et compatibilité électromagnétique

> *J* Vérification et validation du logiciel selon la norme IEC 62304 : description du processus de conception et de développement du logiciel et preuve de la validation du logiciel, tel qu'il est utilisé dans le dispositif final. (Applicable au MD en tant que logiciel ou qui incorpore un logiciel)

> *J* Données de stabilité, c'est-à-dire protocoles et rapports, y compris la durée de conservation en stock (données sur le vieillissement).

❖   Données cliniques

Nous avons dans les données cliniques :

J Données provenant d'investigations cliniques effectuées conformément à l'annexe XV du règlement (UE) 2017/745 et à la norme EN ISO 14155

J Le rapport d'évaluation clinique, ses mises à jour et le plan d'évaluation clinique élaboré conformément à l'article 61 et à l'annexe XIV, partie A, du règlement (UE) n° 2017/745

J L'évaluation clinique résultant de la recherche documentaire dans la littérature scientifique est menée conformément au MEDDEV 2.7/1 Rev.4 4 juin 2016

J Le plan de suivi clinique post-commercialisation (PMCF) et le rapport d'évaluation du PMCF en vertu de l'annexe XIV, partie B, du règlement (UE) 2017/745 ou une justification des raisons pour lesquelles un PMCF n'est pas applicable.

◆ **Ingénierie des données d'utilisabilité selon les exigences de la norme CEI 62366-1**

◆ **Le plan de surveillance post-commercialisation conformément à l'annexe III, section 1.1 du règlement (UE) 2017/745**

◆ **Le rapport de surveillance post-commercialisation**

Les fabricants de dispositifs de classe I préparent un rapport de surveillance post-commercialisation qui synthétise les résultats et les conclusions de l'analyse des données de surveillance post-commercialisation qui ont été recueillies dans le cadre du plan de surveillance post-commercialisation. Le rapport est mis à jour selon les besoins et mis à la disposition de l'autorité compétente sur demande.

◆ **Le rapport périodique actualisé sur la sécurité (PSUR)**

Les fabricants de dispositifs IIa, IIb et III préparent un rapport périodique actualisé sur la sécurité pour chaque dispositif et, le cas échéant, pour chaque catégorie ou groupe de dispositifs, résumant les résultats et les conclusions de l'analyse des données de surveillance post-commercialisation qui ont été recueillies dans le cadre du plan de surveillance post-commercialisation. Les fabricants de dispositifs de classe IIb et III mettent à jour le rapport périodique actualisé de sécurité au moins une fois par an. Et les fabricants de dispositifs de classe IIa mettent à jour le rapport de pharmacovigilance en fonction des besoins et au moins tous les deux ans.

◆◆◆ **Résumé de la sécurité et des performances cliniques est rédigé conformément à l'article 32 du règlement (UE) 2017/745 (uniquement pour les dispositifs implantables et les dispositifs de classe III)**

* **Informations complémentaires requises dans des cas spécifiques (MD stérile, MD avec fonction de mesure, MD incorporant un médicament ou une substance animale ou humaine)**

J Données de validation de la stérilisation et du conditionnement (protocoles et rapports) pour les MD commercialisés à l'état stérile ou dans des conditions microbiologiques particulières.

J MD avec fonction de mesure, une description des méthodes utilisées pour assurer la précision indiquée dans les spécifications.

J Pour les dispositifs incorporant comme partie intégrante une substance qui est utilisée séparément est susceptible d'être considérée comme un médicament au sens de l'article 1er, point 2, de la directive 2001/83/CE, alors dans ce cas le fabricant indique dans le DT la source de cette substance et fournit les données des essais effectués pour évaluer la sécurité, la qualité et l'utilité de cette substance, en tenant compte de la destination du dispositif.

J MD fabriqués à partir de tissus ou cellules humains ou animaux ou de leurs dérivés ou incorporant ces éléments en tant que partie intégrante, alors le fabricant indique dans la DT toutes les matières d'origine humaine ou animale utilisées.

Dans le cas de dispositifs composés de substances ou de combinaisons de substances qui sont destinées à être introduites dans le corps humain et qui sont absorbées ou dispersées localement dans le corps humain, des informations détaillées sur la conception des essais, les protocoles complets d'essais ou d'études, les méthodes d'analyse des données et les conclusions de la synthèse des données et des essais, dans le cas des études de

- Absorption, distribution, métabolisme et excrétion,

- Interactions possibles de ces substances ou de leurs produits métaboliques dans le corps humain, avec d'autres dispositifs, médicaments ou substances, compte tenu de la population cible et de son état de santé,

- La tolérance locale, et

- Toxicité, y compris la toxicité résultant d'une dose unique et de doses répétées, la génotoxicité, la cancérogénicité et la toxicité pour la reproduction ou le développement, selon le niveau et la nature de l'exposition au dispositif.

En l'absence de telles études, une justification est fournie.

J Une justification doit être fournie conformément aux exigences de l'annexe I point 10.4.2 du règlement (UE) 2017/745, dans le cas de dispositifs contenant des substances cancérigènes, mutagènes ou toxiques pour la reproduction ou des perturbateurs endocriniens à une concentration supérieure à 0,1% en fraction massique (m/m)

J Si le dispositif doit être connecté à un ou plusieurs autres dispositifs pour fonctionner comme prévu, une description de la connexion/configuration comprend la preuve qu'il est conforme aux exigences générales de sécurité et de performance pour tous les dispositifs concernés une fois connecté.

* **La déclaration de conformité de l'UE est rédigée conformément à l'annexe IV du règlement (UE) 2017/745.**

Tous les éléments mentionnés ci-dessus font partie d'une manière ou d'une autre de la DT d'un dispositif médical à mettre sur le marché de l'UE.

Une fois que tous ces éléments ont été rassemblés, quel choix de procédure d'évaluation de la conformité choisissons-nous pour soumettre notre demande d'évaluation à l'ON ? Ou devons-nous toujours faire évaluer notre DT par un ON ?

Dans le prochain chapitre, nous présenterons les différentes options d'évaluation de la conformité que nous pouvons choisir pour faire évaluer notre appareil par l'ON.

Chapitre 3 : Les différentes procédures d'évaluation de la conformité dans le cadre du règlement européen (UE) 2017/745 relatif aux dispositifs médicaux

Avant qu'un fabricant ne mette un nouveau MD sur le marché de l'UE, il doit dans certains cas faire évaluer le DT et le SMQ dudit produit par un ON qui a reçu une notification de la Commission européenne dans le cadre de l'activité incorporant ce produit. L'évaluation par l'ON est basée sur le choix de la procédure d'évaluation de la conformité demandée par le fabricant conformément aux procédures d'évaluation de la conformité applicables.

I.   Procédures d'évaluation de la conformité

Les procédures d'évaluation de la conformité d'un médicament n'ont guère changé à l'époque des directives 90/385/CEE et 93/42/CEE, hormis les annexes de ces directives. Dans le cadre du nouveau règlement (UE) 2017/745, elles sont définies aux annexes IX à XI. Les différentes procédures d'évaluation de la conformité pour les différentes classes de médicaments sont les suivantes

> Procédures d'évaluation de la conformité pour les MD de classe III

- Les fabricants de dispositifs de la classe III, autres que les dispositifs sur mesure ou les dispositifs sous enquête, sont soumis à une procédure d'évaluation de la conformité conformément à l'annexe IX.

- Le fabricant peut également choisir d'effectuer une évaluation de la conformité au titre de l'annexe X, combinée à une évaluation de la conformité au titre de l'annexe XI.

> Procédures d'évaluation de la conformité pour les MD de classe IIb

- Les fabricants de dispositifs de la classe IIb, autres que les dispositifs sur mesure ou les dispositifs sous enquête, sont soumis à une procédure d'évaluation de la conformité conformément à l'annexe IX, chapitres I et III, avec évaluation de la documentation technique visée au point 4 de cette annexe concernant au moins un dispositif représentatif par groupe générique de dispositifs.

Toutefois, pour les dispositifs implantables de la classe IIb, à l'exception des sutures, agrafes, produits d'obturation dentaire, dispositifs orthodontiques, couronnes dentaires, vis, cales, plaques, guides, broches, clips et dispositifs de connexion, l'évaluation de la documentation technique conformément à l'annexe IX, point 4, est effectuée pour chaque dispositif.

- Le fabricant peut également choisir d'effectuer une évaluation de la conformité sur la base de l'examen de type prévu à l'annexe X, combiné à une évaluation de la conformité fondée sur la vérification de la conformité du produit, comme indiqué à l'annexe XI.

> **Procédures d'évaluation de la conformité pour les MD de classe IIa**

- Les fabricants de dispositifs de la classe IIa, autres que les dispositifs sur mesure ou les dispositifs sous enquête, sont soumis à une procédure d'évaluation de la conformité conformément à l'annexe IX, chapitres I et III, avec évaluation de la documentation technique visée au point 4 de cette annexe concernant au moins un dispositif représentatif pour chaque catégorie de dispositifs.

- Le fabricant peut également choisir d'établir la documentation technique prévue aux annexes II et III, combinée à une évaluation de la conformité conformément à l'annexe XI, section 10 ou 18. L'évaluation de la documentation technique s'applique à au moins un dispositif représentatif pour chaque catégorie de dispositifs.

> **Procédures d'évaluation de la conformité pour les MD de classe I**

- Les fabricants de dispositifs de classe I, autres que les dispositifs sur mesure ou les dispositifs sous enquête, attestent de la conformité de leurs produits en établissant la déclaration de conformité de l'UE visée à l'article 19 du règlement (UE) 2017/745, après avoir établi la documentation technique prévue aux annexes II et III.

Il est important de noter que dans le cas des MD de classe I non stériles, sans fonction de mesure ou non réutilisables, aucune soumission à un ON n'est requise : c'est ce qu'on appelle l'**autocertification**.

- Si ces dispositifs sont commercialisés à l'état stérile, ont une fonction de mesure ou sont des instruments chirurgicaux réutilisables, le fabricant applique les procédures prévues à l'annexe IX, chapitres I et III, ou à l'annexe XI, partie A.

> **Procédures spéciales supplémentaires**

- **Pour les dispositifs incorporant une substance médicamenteuse :**

La procédure établie à l'annexe IX, section 5.2, ou à l'annexe X, section 6, du règlement (UE) 2017/745, selon le cas, s'applique également en plus de la procédure de base choisie en fonction de la classe du dispositif.

- **Pour les dispositifs utilisant ou incorporant des tissus ou cellules humains ou animaux ou leurs dérivés qui ne sont pas viables ou rendus non viables**

La procédure établie à l'annexe IX, section 5.3, ou à l'annexe X, section 6, du règlement (UE) 2017/745, selon le cas, s'applique également en plus de la procédure de base choisie en fonction de la classe du dispositif.

- **Pour les dispositifs composés de substances ou de combinaisons de substances qui sont absorbées ou dispersées localement dans le corps humain**

La procédure établie à l'annexe IX, section 5.4, ou à l'annexe X, section 6, du règlement (UE) 2017/745, selon le cas, s'applique également en plus de la procédure de base choisie en fonction de la classe du dispositif.

Les diagrammes ci-dessous résument les procédures d'évaluation de la conformité en fonction de la classe MD :

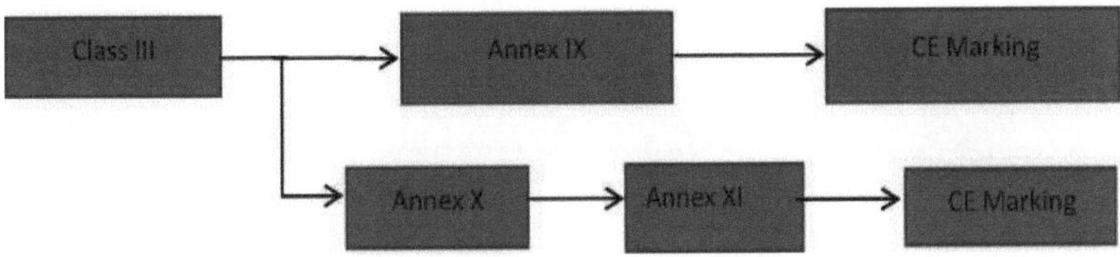

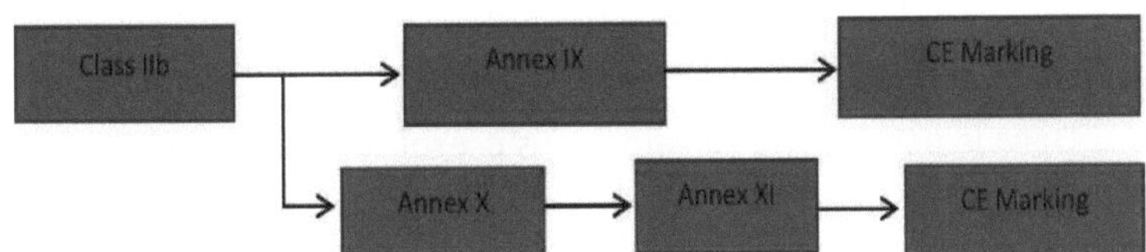

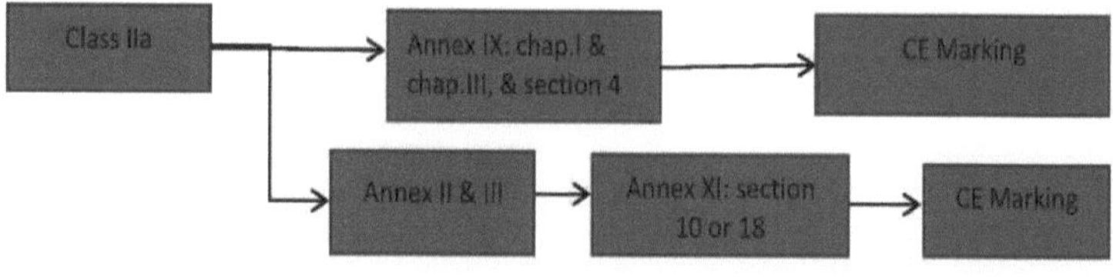

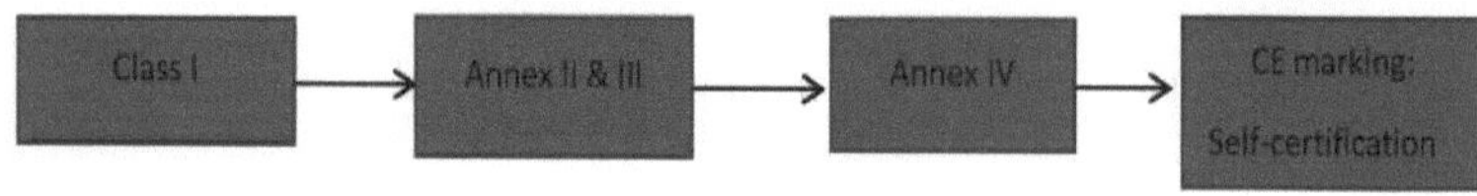

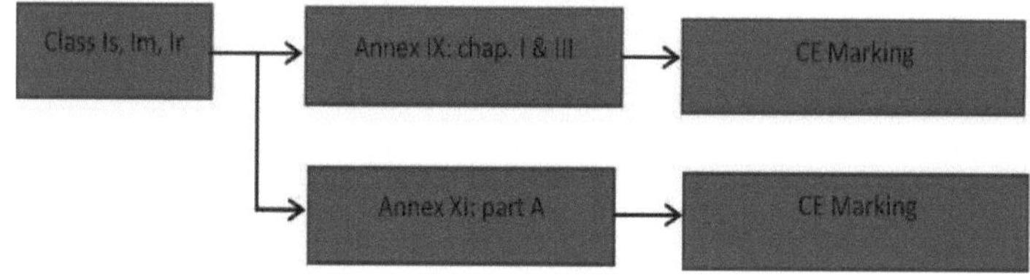

La plupart des procédures d'évaluation de la conformité requièrent l'intervention d'un ON, comme annoncé plus haut dans ce chapitre. Dans le paragraphe suivant, nous présentons les exigences à connaître.

II.   Intervention de l'organisme notifié dans les procédures d'évaluation de la conformité

Lorsque la procédure d'évaluation de la conformité (classes Is, Im, Ir, IIa, IIa et III) prévoit l'intervention d'un organisme notifié, le fabricant peut s'adresser à l'organisme notifié de son choix, à condition que celui-ci soit désigné pour effectuer les activités d'évaluation de la conformité liées aux types de dispositifs concernés. Le fabricant ne peut pas s'adresser en parallèle à un autre organisme notifié pour la même procédure d'évaluation de la conformité sur le même dispositif.

L'organisme notifié concerné informe, via le système électronique couvert par l'article 57 du règlement (UE) 2017/745, les autres organismes notifiés lorsqu'un fabricant retire sa demande avant que cet organisme n'ait pris une décision dans le cadre de l'évaluation de la conformité.

Lorsqu'ils introduisent une demande auprès d'un organisme notifié comme indiqué au paragraphe 1, les fabricants déclarent s'ils ont retiré une demande d'un autre organisme notifié avant que cet ON n'ait pris une décision et fournissent des informations sur toute demande antérieure pour la même évaluation de la conformité qui a été refusée par un autre organisme notifié.

L'organisme notifié peut demander au fabricant de fournir toute information ou donnée nécessaire pour assurer le bon déroulement de la procédure d'évaluation de la conformité.

Les organismes notifiés et leur personnel mènent des activités d'évaluation de la conformité avec toute l'intégrité professionnelle et la compétence technique et scientifique requises dans le domaine concerné et ne sont soumis à aucune pression ou incitation, y compris financière, susceptible d'influencer leur jugement ou les résultats de leurs activités d'évaluation de la conformité, en particulier de la part de personnes ou de groupes de personnes intéressés par les résultats de ces activités.

III.   Changement volontaire d'organisme notifié

Les fabricants ont le libre choix de changer d'ON lorsqu'ils le souhaitent, mais ce changement doit être effectué en accord avec l'organisme notifié sortant conformément à l'article 58 du règlement (UE) 2017/745 présenté ci-dessous :

1. Lorsqu'un fabricant met fin au contrat qui le lie à un organisme notifié et en conclut un nouveau avec un autre organisme notifié pour l'évaluation de la conformité du même dispositif, les conditions du changement d'organisme notifié sont clairement établies dans un accord entre le fabricant, le nouvel organisme notifié et, si possible, l'organisme notifié sortant.

Cet accord couvre au moins les points suivants :

   a) La date d'invalidation des certificats délivrés par l'organisme notifié sortant ;

   b) La date jusqu'à laquelle le numéro d'identification de l'organisme notifié sortant peut figurer dans les informations fournies par le fabricant, y compris sur tout matériel promotionnel ;

   c) Les conditions de transfert des documents, y compris les questions de confidentialité et de droits de propriété ;

   d) La date après laquelle le nouvel organisme notifié assume les tâches d'évaluation de la conformité de l'organisme notifié sortant ;

   e) Le dernier numéro de série ou de lot pour lequel l'organisme notifié sortant assume la responsabilité.

2. L'organisme notifié sortant retire les certificats qu'il a délivrés pour le dispositif concerné à la date à laquelle ils deviennent invalides.

Au cours du chemin parcouru dans le contexte réglementaire de l'UE lié à l'univers des dispositifs médicaux, nous nous sommes attachés à vous présenter les principaux développements du nouveau règlement européen (UE) 2017/745, les éléments constitutifs du DT et les procédures d'évaluation de la conformité conformément

avec ce dernier. La question que nous nous posons pour mener à bien ce travail est de savoir réellement, quel est ce chemin qui nous mène à Bruxelles ? en d'autres termes, quelles sont les mesures à prendre pour apposer le marquage CE sur son produit afin de le commercialiser dans l'espace de l'UE ?

Chapitre 4 : Étapes pour marquer CE un dispositif médical en vertu du règlement (UE) 2017/745 relatif aux dispositifs médicaux

Avant de s'engager dans le développement d'un produit, il est important de déterminer son statut avec précision sur la base des définitions réglementaires disponibles. Ce statut conditionne les réglementations auxquelles le produit doit se conformer. C'est dans cette logique, cependant, qu'il est nécessaire de se demander si le produit est un MD au sens du nouveau règlement (UE) 2017/745, car la ligne de démarcation entre les produits de santé (médicaments, cosmétiques et MD) est très minime. Et une mauvaise évaluation peut conduire à une requalification par l'ON ou l'autorité compétente, ce qui peut être coûteux en termes d'argent et de temps.

Cela dit, la première étape de ce processus de marquage CE d'un produit est :

> **Déterminer si son produit est un dispositif médical**

Pour ce faire, il est nécessaire de se référer à l'indication principale du produit et à son mode de fonctionnement. En outre, il suit fidèlement la définition de MD au sens du règlement européen (UE) 2017/745 qui définit un dispositif médical comme :

"tout instrument, appareil, dispositif, logiciel, implant, réactif, matériau ou autre article destiné par le fabricant à être utilisé, seul ou en combinaison, chez l'homme, à une ou plusieurs des fins médicales spécifiques suivantes :

— le diagnostic, la prévention, la surveillance, la prédiction, le pronostic,

le traitement ou l'atténuation de la maladie,

— le diagnostic, le suivi, le traitement, l'atténuation ou l'indemnisation d'une blessure ou d'un handicap,

— l'investigation, le remplacement ou la modification de l'anatomie ou d'un processus ou état physiologique ou pathologique,

- fournir des informations par l'examen in vitro d'échantillons prélevés sur le corps humain, y compris les dons d'organes, de sang et de tissus, et qui n'accomplissent pas la fonction principale à laquelle ils sont destinés par des moyens pharmacologiques, immunologiques ou métaboliques, dans ou sur le corps humain, mais qui peuvent être aidés dans leur fonction par de tels moyens".

Après s'être assuré que le produit est un MD, il est maintenant nécessaire de passer à l'étape suivante de détermination de la classe de MD afin de choisir la stratégie de marquage CE de ce dispositif médical parmi celles applicables.

> La classification de son dispositif médical

La détermination de la classe de risque d'un médecin est primordiale. Elle détermine les étapes à suivre pour obtenir le marquage CE, y compris le choix de la procédure d'évaluation de la conformité.

Les médecins sont répartis en quatre classes : La classe I, la classe IIa, la classe IIb et la classe III en fonction de la destination des dispositifs et des risques qui y sont inhérents.

Le tableau suivant vous montre la classification des MD en fonction du niveau de risque :

Cours	Niveau de risque
I	Faible niveau de risque
IIa	Niveau de risque moyen
IIb	Niveau de risque élevé
III	Un niveau de risque très élevé

Il est important de noter que dans la classe I, nous pouvons avoir des sous-classes comprenant respectivement Is, Im et Ir pour les MD stériles, ou ayant une fonction de mesure et enfin pour les MD chirurgicaux réutilisables.

Les règles de détermination de la catégorie de MD sont énoncées à l'annexe VIII du règlement (UE) 2017/745 et tiennent compte de la durée d'utilisation, du caractère invasif ou non et du type de caractère invasif, de la possibilité ou non de réutilisation, de l'objectif thérapeutique ou diagnostique et de la partie du corps concernée.

Tout litige entre le fabricant et l'organisme notifié concerné résultant de l'application de l'annexe VIII est soumis pour décision à l'autorité compétente de l'État membre dans lequel le fabricant a son siège.

Il est nécessaire de souligner l'importance de la procédure d'évaluation de la conformité et donc du choix de la méthode de marquage CE pour qu'elle soit effectuée dans de bonnes conditions. L'étape suivante consiste donc à définir sa stratégie réglementaire.

> **Choisir la procédure d'évaluation de la conformité**

Le fabricant doit tenir compte de la procédure d'évaluation de la conformité du MD pour déterminer la procédure d'évaluation de la conformité du MD :

- La classe de son MD

- Le type de fabrication (en série, ou à l'unité, ou sur commande...)

- L'entreprise dispose-t-elle d'un système de gestion de la qualité ?

- Le coût et la durée du processus d'évaluation

Les procédures d'évaluation de la conformité pour l'obtention du marquage CE varient en fonction de la classe de risque et de la spécificité de certains dispositifs. Ces procédures comprennent à la fois l'audit du système de gestion de la qualité (SGQ) du fabricant (sauf pour certains dispositifs de classe I : dans le cas de l'autocertification) et le contrôle de la documentation technique (DT) des dispositifs par l'ON. Voir le chapitre 3 pour plus de détails sur les différentes procédures.

Une fois votre stratégie réglementaire adoptée, il est important de réfléchir à l'élaboration et à la mise en œuvre d'un système de gestion de la qualité (SGQ) si l'entreprise n'en dispose pas.

> Mise en place d'un système de gestion de la qualité (SGQ)

Il s'agit pour le fabricant de construire son système de gestion des documents en intégrant les différents processus de l'entreprise et la politique qualité de sa structure selon la norme EN ISO 13485. Le système de gestion de la qualité englobe toutes les parties et éléments de l'organisation d'un fabricant liés à la qualité des processus, des procédures et des dispositifs. Il régit les ressources nécessaires en termes de structure, de responsabilités, de procédures, de processus et de gestion pour mettre en œuvre les principes et les mesures nécessaires pour assurer le respect des dispositions du règlement (UE) 2017/745. Le système de gestion de la qualité se concentre au moins sur :

a) Une stratégie de conformité réglementaire, y compris le respect des procédures d'évaluation de la conformité et des procédures de gestion des modifications apportées aux dispositifs couverts par le système

b) Identification des exigences générales de sécurité et de performance applicables et exploration des options pour répondre à ces exigences

c) Responsabilité de la gestion

d) Gestion des ressources, y compris la sélection et le contrôle des fournisseurs et des sous-traitants

e) La gestion des risques telle que définie à la section 3 de l'annexe I

f) Évaluation clinique conformément à l'article 61 et à l'annexe XIV, y compris le PMCF

g) Réalisation du produit, y compris la planification, la conception, le développement, la production et la fourniture de services

h) la vérification des assignations d'UDI effectuées conformément à l'article 27, paragraphe 3, sur tous les dispositifs concernés et la garantie de la cohérence et de la validité des informations fournies conformément à l'article 29

i) Mise en place, application et maintenance d'un système de surveillance après la mise sur le marché, conformément à l'article 83

j) Traitement de la communication avec les autorités compétentes, les organismes notifiés, les autres opérateurs économiques, les clients et/ou les autres parties prenantes

k) Processus de notification des incidents graves et des mesures correctives de sécurité sur le terrain dans le cadre de la vigilance

l) Gestion des actions correctives et préventives et vérification de leur efficacité

m) Processus de suivi et de mesure de la production, d'analyse des données et d'amélioration des produits.

À la fin de cette importante tâche de mise en place du SGQ, un audit interne complet et une revue de direction sont effectués.

Après cette étape de mise en place au sein de l'entreprise d'un SGQ, l'étape suivante consiste à contacter l'ON pour une demande de devis afin d'en choisir un, si vous n'en avez pas encore, qui évaluera votre MD. Et ce choix se fait en fonction de plusieurs critères.

> **Choix de l'organisme notifié si le fabricant n'en a pas**

Le choix de l'ON dépendra principalement de trois critères dont l'importance relative est déterminée par le fabricant. Ces trois critères sont les suivants

- La langue d'évaluation

- Le coût de l'évaluation

- Le calendrier de l'évaluation.

Ces critères peuvent varier d'un ON à l'autre, c'est pourquoi il est préférable de demander un devis en temps utile à tous les organismes notifiés qui ont reçu une notification pour votre type de MD et la procédure d'évaluation souhaitée, afin de choisir la meilleure proposition en fonction des contraintes de l'entreprise.

Cela peut se faire en parallèle avec l'étape suivante :

> Rédaction du dossier/documentation technique

Le contenu de la documentation technique variera en fonction de la classe du médicament et selon que le médicament sera commercialisé à l'état stérile ou non, qu'il aura une fonction de mesure ou non, qu'il sera réutilisable ou non. Nous vous renvoyons au chapitre 2 pour la rédaction de votre dossier technique.

Une fois que le dossier technique a été rédigé et approuvé par la personne responsable de la conformité réglementaire au sein de votre entreprise, ce dernier (le dossier technique) est soumis à l'ON de votre choix pour évaluation*.

Mais avant cette étape de soumission du DT à l'ON choisi, le fabricant ou son mandataire (lorsque le fabricant n'est pas établi dans un État membre de l'UE) doit s'enregistrer dans le système d'enregistrement électronique des opérateurs économiques conformément à l'article 30 du règlement (UE) 2017/745.

* : Pour rappel, les médecins de classe I sans fonction de mesure, non stériles et non réutilisables, n'ont pas besoin de se soumettre à un ON, il s'agit d'une auto-certification.

> Enregistrement du fabricant ou de son mandataire et de l'importateur

Avant qu'un dispositif autre qu'un dispositif sur mesure ne soit mis sur le marché de l'UE, les fabricants, les mandataires et les importateurs transmettent au système électronique visé à l'article 30 du règlement

(UE) 2017/745, aux fins de l'enregistrement, les informations contenues à l'annexe VI, partie A, section 1, à condition qu'ils ne soient pas déjà enregistrés. Lorsque la procédure d'évaluation de la conformité prévoit l'intervention d'un organisme notifié conformément à l'article 52 du règlement (UE) 2017/745, les informations visées à l'annexe VI, partie A, section 1, sont transmises à ce système électronique avant qu'une demande ne soit soumise à l'organisme notifié.

Après vérification des données saisies, l'autorité compétente obtient un numéro d'enregistrement unique du système électronique visé à l'article 30 du règlement (UE) 2017/745, qu'elle délivre au fabricant, à son mandataire ou à l'importateur.

Le fabricant utilise le numéro d'enregistrement unique lorsqu'il demande à un organisme notifié d'évaluer la conformité et d'accéder à EUDAMED pour remplir ses obligations au titre de l'article 29 (enregistrement des dispositifs) du règlement (UE) 2017/745.

> Soumission du DT à l'ON

Le fabricant soumet son DT à l'ON en utilisant le numéro d'enregistrement unique reçu de l'autorité compétente de son pays, membre de l'UE.

Pendant la période d'évaluation du dossier technique, le fabricant doit être prêt à répondre à toute question de l'ON ou de l'autorité compétente concernée si nécessaire.

Cette étape d'évaluation de la documentation technique se poursuit généralement par un audit sur place du système de management de la qualité et des processus de fabrication et de contrôle du produit.

> Audit sur site par l'ON du SMQ et des processus de fabrication et de contrôle du produit

L'ON auditera le fabricant sur son SMQ (processus, procédures, enregistrements, etc.) et les processus utilisés dans la fabrication et les contrôles de qualité du MD qu'il souhaite commercialiser. Ceci afin de s'assurer qu'il n'y a pas d'écart entre ce qui est présenté dans le DT et ce qui est réellement fait sur les sites du fabricant.

Cette étape d'audit peut se terminer par des remarques, des divergences, des non-conformités ou non. En cas de non-conformité, le fabricant est tenu de mettre en place les actions correctives nécessaires pour résoudre sa non-conformité afin de poursuivre le processus de certification.

Une fois que tous les feux sont verts dans cette phase d'évaluation de la conformité, l'ON délivre les certificats de conformité au fabricant.

> Obtenir des certificats de conformité

Les certificats délivrés par l'ON conformément aux annexes IX, X et XI sont rédigés dans une langue officielle de l'Union européenne déterminée par l'État membre dans lequel l'organisme notifié est établi ou, à défaut, dans une langue officielle de l'UE acceptée par l'organisme notifié. Le contenu minimal des certificats est défini à l'annexe XII du règlement (UE) 2017/745.

Les certificats sont valables pour la période indiquée sur ceux-ci, qui n'excède pas cinq ans. À la demande du fabricant, la validité du certificat peut être prolongée à chaque fois de cinq ans au maximum, sur la base d'une nouvelle évaluation effectuée conformément aux procédures d'évaluation de la conformité applicables. Tout document complémentaire à un certificat est valable aussi longtemps que le certificat qu'il complète est valide.

> ## Apposition du marquage CE de conformité et signature de la déclaration de conformité de l'UE

Le marquage CE est effectué conformément à l'annexe V du règlement (UE) 2017/745 et est apposé sur le MD approuvé par l'ON et le logo CE contient le numéro de l'ON qui a approuvé le produit. Et pour terminer ce processus de marquage CE, le projet de déclaration de conformité de l'UE est finalisé et approuvé par la personne chargée de la conformité réglementaire au sein de l'entreprise.

Il est important de noter que la déclaration de conformité de l'UE atteste que les exigences du règlement (UE) 2017/745 ont été respectées en ce qui concerne le dispositif concerné. Le fabricant conserve la déclaration de conformité de l'UE. La déclaration de conformité de l'UE contient, au minimum, les informations contenues dans l'annexe IV du règlement (UE) 2017/745 et est traduite dans une ou plusieurs des langues officielles de l'UE requises par les États membres ou les États membres dans lesquels le dispositif est mis à disposition.

Lorsque, en ce qui concerne certains aspects non liés au règlement (UE) 2017/745, le dispositif fait l'objet d'une autre législation de l'UE qui exige également une déclaration de conformité UE du fabricant attestant que la conformité aux exigences de ces actes législatifs a été démontrée, une seule déclaration de conformité UE est délivrée pour tous les actes de l'UE applicables au dispositif. La déclaration contient toutes les informations nécessaires pour identifier les actes législatifs de l'UE auxquels la déclaration se rapporte. Le fabricant assume la responsabilité de la conformité aux exigences du règlement (UE) 2017/745 et de toute autre législation de l'UE applicable au dispositif.

Bravo !!! vous pouvez maintenant commercialiser votre dispositif médical dans la zone de marché de l'UE.

Mais ce n'est pas fini...

> Enregistrement de votre produit marqué CE avant sa mise sur le marché

Avant qu'un dispositif autre qu'un dispositif sur mesure ne soit mis sur le marché de l'UE, le fabricant transmet à la base de données UDI l'UDI-ID de base tel que défini à l'annexe VI, partie C, ainsi que les autres éléments de données principaux couverts par l'annexe VI, partie B, du règlement (UE) 2017/745 en rapport avec le dispositif en question.

Le fabricant enregistre ou, s'il l'a déjà fait, vérifie dans EUDAMED les informations visées à l'annexe VI, partie A, section 2, à l'exception de celles visées au point 2.2, et les tient ensuite à jour.

Une fois le marquage CE du produit obtenu, le fabricant doit déjà penser à la suite du marquage CE en mettant en place les actions nécessaires pour maintenir son marquage CE et son DT. Entre autres, nous avons :

J Collecte de données de post-production

J Collecte de données de surveillance après la mise sur le marché

J La collecte des données du PMCF

Soyez prêt à subir des audits de surveillance et d'éventuels audits inopinés

J Notifier le rapport de tendance si nécessaire

J Préparer le PSUR

J Notifier les incidents graves et les mesures correctives

J Aviser l'ON en cas de modification importante du produit approuvé

J Mise à jour du système d'enregistrement électronique pour les fabricants, les représentants autorisés et les importateurs dans un délai d'une semaine après tout changement par rapport aux informations initialement fournies sur le fabricant ou son représentant autorisé et, le cas échéant, l'importateur

J Confirmer l'exactitude des informations fournies au système d'enregistrement électronique des fabricants, des mandataires et des importateurs un an après la transmission des données initiales, puis tous les deux ans

J Suivi de la réglementation et des normes

J ...

Les dispositifs médicaux portant le marquage CE conformément au règlement (UE) 2017/745 peuvent être importés, distribués et commercialisés dans la zone de marché de l'UE. Quelles sont donc les obligations générales des opérateurs économiques liées à ces activités ?

Chapitre 5 : Les obligations générales des opérateurs économiques en vertu du règlement européen (UE) 2017/745 relatif aux dispositifs médicaux

Le fabricant et son mandataire, le cas échéant, doivent s'assurer que leurs obligations sont respectées avant, pendant et après le marquage CE de leurs produits conformément au règlement (UE) 2017/745. Ces obligations sont multiples, notamment :

I.   Obligations générales des fabricants

4- Lorsqu'ils mettent leurs dispositifs sur le marché ou en service, les fabricants s'assurent qu'ils ont été conçus et fabriqués conformément aux exigences du règlement (UE) 2017/745.

4- Les fabricants établissent, documentent, mettent en œuvre et maintiennent un système de gestion des risques tel que décrit à l'annexe I, section 3 du règlement (UE) 2017/745.

4- Les fabricants effectuent une évaluation clinique conformément aux exigences énoncées à l'article 61 et à l'annexe XIV du règlement (UE) 2017/745, y compris un PMCF.

4- Les fabricants de dispositifs autres que les dispositifs sur mesure établissent et tiennent à jour une documentation technique pour ces dispositifs. La documentation technique doit permettre l'évaluation de la conformité du dispositif aux exigences du règlement (UE) 2017/745. La documentation technique comprend les éléments énoncés aux annexes II et III du règlement (UE) 2017/745.

4- Lorsque la conformité aux exigences applicables a été démontrée à l'issue de la procédure d'évaluation de la conformité applicable, les fabricants de dispositifs, autres que les dispositifs sur mesure ou de recherche, établissent une déclaration de conformité UE conformément à l'article 19, et apposent le marquage CE de conformité conformément à l'article 20 du règlement (UE) 2017/745.

4- Les fabricants doivent se conformer aux obligations relatives au système d'UDI visées à l'article 27 et aux obligations d'enregistrement visées aux articles 29 et 31 du règlement (UE) 2017/745.

4- Les fabricants tiennent à la disposition des autorités compétentes la documentation technique, la déclaration de conformité de l'UE et, le cas échéant, une copie de tout certificat pertinent, y compris les modifications et les suppléments, délivré conformément à l'article 56 du règlement (UE) 2017/745, pendant une période d'au moins dix ans après la mise sur le marché du dernier dispositif couvert par la déclaration de conformité de l'UE. Dans le cas des dispositifs implantables, cette période est d'au moins 15 ans après la mise sur le marché du dernier dispositif.

4- À la demande d'une autorité compétente, le fabricant fournit, comme indiqué dans cette demande, cette documentation technique dans son intégralité ou un résumé de celle-ci.

4- Un fabricant ayant son siège social en dehors de l'Union doit, afin de permettre à son mandataire de remplir les tâches mentionnées à l'article 11, paragraphe 3, du règlement (UE) 2017/745, veiller à ce que le mandataire dispose en permanence de la documentation nécessaire.

4- Les constructeurs veillent à ce que des procédures soient mises en place pour maintenir la production en série en conformité avec les exigences du présent règlement. Les modifications de la conception ou des caractéristiques d'un dispositif et les modifications des normes harmonisées ou de la spécification commune par référence auxquelles la conformité d'un dispositif est déclarée sont prises en compte de manière adéquate et en temps utile. Les fabricants de dispositifs, autres que les dispositifs expérimentaux, établissent, documentent, mettent en œuvre, maintiennent, actualisent et améliorent en permanence un système de gestion de la qualité qui garantit la conformité au présent règlement de la manière la plus efficace et d'une manière proportionnée à la classe de risque et au type de dispositif.

4- Les fabricants de dispositifs doivent mettre en œuvre et tenir à jour le système de surveillance après la mise sur le marché conformément à l'article 83 du règlement (UE) 2017/745.

4- Les fabricants veillent à ce que le dispositif soit accompagné des informations visées à l'annexe I, section 23, du règlement (UE) n° 2017/745 dans une ou plusieurs langues officielles de l'Union déterminées par l'État membre dans lequel le dispositif est mis à la disposition de l'utilisateur ou du patient. Les indications figurant sur l'étiquette doivent être indélébiles, facilement lisibles et clairement compréhensibles pour l'utilisateur ou le patient prévu.

4- Les fabricants qui considèrent ou ont des raisons de croire qu'un dispositif qu'ils ont mis sur le marché ou mis en service n'est pas conforme au règlement (UE) 2017/745 prennent immédiatement les mesures correctives nécessaires pour mettre ce dispositif en conformité, le retirer ou le rappeler, selon le cas. Ils en informent les distributeurs du dispositif en question et, le cas échéant, le mandataire et les importateurs.

4- Les fabricants doivent disposer d'un système d'enregistrement et de notification des incidents et des actions correctives de sécurité sur le terrain, tel que décrit aux articles 87 et 88 du règlement (UE) 2017/745.

4- Les fabricants fournissent, à la demande d'une autorité compétente, toutes les informations et la documentation nécessaires pour démontrer la conformité du dispositif, dans une langue officielle de l'Union déterminée par l'État membre concerné. L'autorité compétente de l'État membre dans lequel le fabricant a son siège social peut exiger que le fabricant fournisse gratuitement des échantillons du dispositif ou, lorsque cela est impossible, lui accorder l'accès au dispositif. Les fabricants coopèrent avec une autorité compétente, à sa demande, pour toute mesure corrective prise pour éliminer ou, si cela n'est pas possible, atténuer les risques présentés par les dispositifs qu'ils ont mis sur le marché ou mis en service.

4- Lorsque les fabricants font concevoir ou fabriquer leurs dispositifs par une autre personne physique ou morale, les informations relatives à l'identité de cette personne font partie des informations à transmettre conformément à l'article 29, paragraphe 4, du règlement (UE) 2017/745.

» Les personnes physiques ou morales peuvent demander une indemnisation pour les dommages causés par un dispositif défectueux conformément au droit de l'Union et au droit national applicables. Les fabricants mettent en place, d'une manière proportionnée à la classe de risque, au type de dispositif et à la taille de l'entreprise, des mesures visant à fournir une couverture financière suffisante en ce qui concerne leur responsabilité potentielle au titre de la directive 85/374/CEE, sans préjudice de mesures de protection plus importantes prévues par le droit national.

II.   Obligations générales des représentants autorisés

Lorsque le fabricant d'un dispositif n'est pas établi dans un État membre de l'UE, le dispositif ne peut être mis sur le marché de l'UE que si le fabricant désigne un mandataire unique. La désignation constitue le mandat du mandataire, elle n'est valable que lorsqu'elle est acceptée par écrit par le mandataire et est effective au moins pour tous les dispositifs du même groupe de dispositifs génériques.

4- Le mandataire exécute les tâches spécifiées dans le mandat convenu entre lui et le fabricant. Le mandataire fournit une copie du mandat à l'autorité compétente, sur demande.

4- Vérifier que la déclaration de conformité de l'UE et la documentation technique ont été établies et, le cas échéant, qu'une procédure appropriée d'évaluation de la conformité a été effectuée par le fabricant.

4- Tenir à la disposition des autorités compétentes, pendant la période visée à l'article 10, paragraphe 8, du règlement (UE) 2017/745, une copie de la documentation technique, de la déclaration de conformité de l'UE et, le cas échéant, une copie du certificat pertinent, y compris les modifications et les compléments éventuels, délivré conformément à l'article 56.

4- Respecter les obligations d'enregistrement prévues à l'article 31 et vérifier que le fabricant s'est conformé aux obligations d'enregistrement prévues aux articles 27 et 29 du règlement (UE) 2017/745

» En réponse à une demande d'une autorité compétente, fournir à cette autorité compétente toutes les informations et tous les documents nécessaires pour démontrer la conformité d'un dispositif, dans une langue officielle de l'Union déterminée par l'État membre concerné

4. transmettre au fabricant toute demande d'échantillons ou d'accès à un dispositif émanant d'une autorité compétente de l'État membre dans lequel le mandataire a son siège social et vérifier que l'autorité compétente reçoit les échantillons ou a accès au dispositif

4- Coopérer avec les autorités compétentes sur toute action préventive ou corrective prise pour éliminer ou, si cela n'est pas possible, atténuer les risques présentés par les dispositifs

4- Informer immédiatement le fabricant des plaintes et des rapports des professionnels de la santé, des patients et des utilisateurs sur les incidents suspectés liés à un dispositif pour lequel ils ont été désignés

4- Mettre fin au mandat si le fabricant agit contrairement aux obligations qui lui incombent en vertu du présent règlement (UE) 2017/745.

4. Le mandataire qui met fin à son mandat pour le motif visé à l'alinéa précédent informe immédiatement l'autorité compétente de l'État membre dans lequel il est établi et, le cas échéant, l'organisme

notifié qui a participé à l'évaluation de la conformité du dispositif de la fin de son mandat et des raisons de celle-ci.

Les importateurs et les distributeurs de dispositifs médicaux dans la zone de marché de l'UE doivent exercer leurs activités conformément aux exigences du règlement (UE) 2017/745.

III.   Obligations générales des importateurs

Les importateurs ne mettent sur le marché de l'Union que des dispositifs qui sont conformes au règlement (UE) 2017/745. Afin de mettre un dispositif sur le marché, les importateurs doivent le vérifier :

- 4- L'appareil a été marqué CE et que la déclaration de conformité de l'UE a été établie

- 4- Un fabricant est identifié et qu'un mandataire conformément à l'article 11 du règlement (UE) 2017/745 a été désigné par le fabricant

- 4- L'appareil est étiqueté conformément au règlement (UE) 2017/745 et accompagné des instructions d'utilisation requises

- 4- Le cas échéant, une DNU a été attribuée par le fabricant conformément à l'article 27 du règlement (UE) 2017/745

- » Lorsqu'un importateur considère ou a des raisons de croire qu'un dispositif n'est pas conforme aux exigences du règlement (UE) 2017/745, il ne met pas le dispositif sur le marché tant qu'il n'a pas été mis en conformité et en informe le fabricant et son mandataire. Lorsque l'importateur considère ou a des raisons de croire que le dispositif présente un risque grave ou est un dispositif falsifié, il en informe également l'autorité compétente de l'État membre dans lequel l'importateur est établi.

» Les importateurs doivent indiquer sur le dispositif ou sur son emballage ou dans un document accompagnant le dispositif leur nom, leur raison sociale ou leur marque déposée, leur siège social et l'adresse à laquelle ils peuvent être contactés, afin de pouvoir établir leur localisation. Ils veillent à ce que toute étiquette supplémentaire ne masque aucune information figurant sur l'étiquette fournie par le fabricant.

4- Les importateurs vérifient que le dispositif est enregistré dans le système électronique conformément à l'article 29. Les importateurs ajoutent leurs coordonnées à l'enregistrement conformément à l'article 31 du règlement (UE) 2017/745.

4- Les importateurs veillent à ce que, tant qu'un dispositif est sous leur responsabilité, les conditions de stockage ou de transport ne compromettent pas sa conformité aux exigences générales de sécurité et de performance définies à l'annexe I du règlement (UE) 2017/745 et respectent les conditions fixées par le fabricant, lorsqu'elles sont disponibles.

4- Les importateurs tiennent un registre des plaintes, des dispositifs non conformes et des rappels et retraits, et fournissent au fabricant, au mandataire et aux distributeurs toute information qu'ils demandent, afin de leur permettre d'instruire les plaintes.

4- Les importateurs qui considèrent ou ont des raisons de croire qu'un dispositif qu'ils ont mis sur le marché n'est pas conforme au règlement (UE) 2017/745 en informent immédiatement le fabricant et son mandataire. Les importateurs coopèrent avec le fabricant, le mandataire du fabricant et les autorités compétentes pour garantir que les mesures correctives nécessaires sont prises pour mettre ce dispositif en conformité, le retirer ou le rappeler. Lorsque le dispositif présente un risque grave, ils en informent également immédiatement les autorités compétentes des États membres dans lesquels ils ont mis le dispositif à disposition et, le cas échéant, l'organisme notifié qui a délivré un certificat conformément à l'article 56 du règlement (UE) 2017/745 pour le dispositif en question, en précisant notamment la non-conformité et toute mesure corrective prise.

» Les importateurs qui ont reçu des plaintes ou des rapports de professionnels de la santé, de patients ou d'utilisateurs concernant des incidents suspectés liés à un dispositif qu'ils ont mis sur le marché transmettent immédiatement ces informations au fabricant et à son mandataire.

» Les importateurs conservent, pendant la période visée à l'article 10 (paragraphe 8 : au moins dix ans après le dernier dispositif couvert par la déclaration de conformité UE) du règlement (UE) 2017/745, une copie de la déclaration de conformité UE et, le cas échéant, une copie de tout certificat pertinent, y compris les modifications et les suppléments, délivré conformément à l'article 56 du règlement (UE) 2017/745.

» Les importateurs coopèrent avec les autorités compétentes, à la demande de ces dernières, pour toute mesure prise en vue d'éliminer ou, si cela n'est pas possible, d'atténuer les risques présentés par les dispositifs qu'ils ont mis sur le marché. À la demande d'une autorité compétente de l'État membre dans lequel l'importateur a son siège social, les importateurs fournissent gratuitement des échantillons du dispositif ou, lorsque cela est impossible, accordent l'accès au dispositif.

IV. Obligations générales des distributeurs

Lorsqu'ils mettent un dispositif à disposition sur le marché, les distributeurs agissent, dans le cadre de leurs activités, avec la diligence requise en ce qui concerne les exigences applicables. Avant de mettre un dispositif à disposition sur le marché, les distributeurs vérifient que toutes les exigences suivantes sont respectées :

4- L'appareil a été marqué CE et que la déclaration de conformité de l'UE a été établie

» Le dispositif est accompagné des informations à fournir par le fabricant conformément à l'article 10, paragraphe 11, du règlement (UE) n° 2017/745

» Pour les dispositifs importés, l'importateur s'est conformé aux exigences énoncées à l'article 13, paragraphe 3, du règlement (UE) 2017/745

4- Que, le cas échéant, une DNU a été attribuée par le fabricant

4- Les distributeurs veillent à ce que, pendant que le dispositif est sous leur responsabilité, les conditions de stockage ou de transport soient conformes aux conditions fixées par le fabricant

4- Les distributeurs qui considèrent ou ont des raisons de croire qu'un dispositif qu'ils ont mis à disposition sur le marché n'est pas conforme au règlement (UE) 2017/745 en informent immédiatement le fabricant et, le cas échéant, le mandataire du fabricant et l'importateur. Les distributeurs coopèrent avec le fabricant et, le cas échéant, le mandataire du fabricant et l'importateur, ainsi qu'avec les autorités compétentes pour garantir que les mesures correctives nécessaires sont prises pour mettre ce dispositif en conformité, le retirer ou le rappeler, selon le cas. Lorsque le distributeur considère ou a des raisons de croire que le dispositif présente un risque grave, il en informe également immédiatement les autorités compétentes des États membres dans lesquels il a mis le dispositif à disposition, en précisant notamment la non-conformité et les éventuelles mesures correctives prises.

» Les distributeurs qui ont reçu des plaintes ou des rapports de professionnels de la santé, de patients ou d'utilisateurs concernant des incidents présumés liés à un dispositif qu'ils ont mis à disposition, transmettent immédiatement ces informations au fabricant et, le cas échéant, à son mandataire, ainsi qu'à l'importateur. Ils tiennent un registre des plaintes, des dispositifs non conformes et des rappels et retraits, tiennent le fabricant et, le cas échéant, le mandataire du fabricant et l'importateur informés de cette surveillance et leur fournissent toute information à leur demande.

» Les distributeurs doivent, à la demande d'une autorité compétente, lui fournir toutes les informations et la documentation dont ils disposent et qui sont nécessaires pour démontrer la conformité d'un dispositif.

V.   **Cas dans lesquels les obligations des fabricants s'appliquent aux importateurs, distributeurs ou autres personnes**

Le distributeur, l'importateur ou toute autre personne physique ou morale assume les obligations qui incombent aux fabricants s'il prend l'une des mesures suivantes

» met à disposition sur le marché un dispositif sous son nom, sa dénomination commerciale ou sa marque déposée, sauf dans les cas où un distributeur ou un importateur conclut un accord avec un fabricant en vertu duquel le fabricant est identifié comme tel sur l'étiquette et est responsable du respect des exigences imposées aux fabricants dans le règlement (UE)2017/745

» modifie la destination d'un dispositif déjà mis sur le marché ou mis en service

» Modifie un dispositif déjà mis sur le marché ou mis en service de telle manière que la conformité aux exigences applicables peut être affectée.

Les éléments suivants ne sont pas considérés comme une modification d'un dispositif qui pourrait affecter sa conformité aux exigences applicables :

a) Fourniture, y compris la traduction, des informations fournies par le fabricant, conformément à l'annexe I, section 23, du règlement (UE) n° 2017/745, concernant un dispositif déjà mis sur le marché et des informations complémentaires nécessaires pour commercialiser le dispositif dans l'État membre concerné

b) Les modifications de l'emballage extérieur d'un dispositif déjà mis sur le marché, y compris une modification de la taille de l'emballage, si le reconditionnement est nécessaire pour la mise sur le marché du dispositif dans l'État membre concerné et s'il est effectué dans des conditions telles qu'il ne peut affecter l'état initial du dispositif. Dans le cas de dispositifs mis sur le marché en état stérile, il est présumé que l'état initial du dispositif est affecté négativement si l'emballage nécessaire au maintien de l'état stérile est ouvert, endommagé ou autrement affecté négativement par le reconditionnement.

» Le distributeur ou l'importateur qui exerce l'une des activités mentionnées aux points a) et b) indique sur le dispositif ou, lorsque cela est impossible, sur son emballage ou dans un document accompagnant le dispositif, l'activité exercée ainsi que son nom, sa raison sociale ou sa marque déposée, son siège social et l'adresse à laquelle il peut être contacté, afin que son emplacement puisse être établi.

» Les distributeurs et les importateurs veillent à mettre en place un système de gestion de la qualité comprenant des procédures qui garantissent que la traduction des informations est exacte et à jour, et que les activités mentionnées aux points a) et b) sont effectuées par des moyens et dans des conditions qui préservent l'état original du dispositif et que l'emballage du dispositif reconditionné n'est pas défectueux, de mauvaise qualité ou désordonné. Le système de gestion de la qualité couvre les procédures garantissant que le distributeur ou l'importateur est informé de toute action corrective entreprise par le fabricant en ce qui concerne le dispositif en question afin de répondre aux problèmes de sécurité ou de le mettre en conformité avec le règlement (UE) 2017/745.

» Au moins 28 jours avant de mettre à disposition sur le marché le dispositif réétiqueté ou reconditionné, les distributeurs ou importateurs exerçant l'une des activités mentionnées aux points a) et b) informent le fabricant et l'autorité compétente de l'État membre dans lequel ils prévoient de mettre le dispositif à disposition de leur intention de mettre à disposition le dispositif réétiqueté ou reconditionné et, sur demande, fournissent au fabricant et à l'autorité compétente un échantillon ou une maquette du dispositif réétiqueté ou reconditionné, y compris toute étiquette et notice d'utilisation traduites. Dans le même délai de 28 jours, le distributeur ou l'importateur soumet à l'autorité compétente un certificat, délivré par un organisme notifié désigné pour le type de dispositifs soumis aux activités visées aux points a) et b), attestant que le système de gestion de la qualité du distributeur ou de l'importateur est conforme aux exigences.

Tous les opérateurs économiques doivent chacun remplir leurs obligations pour pouvoir exercer légalement leurs activités dans l'espace de l'UE.

Conclusion

La réalisation de cette nouvelle version de ce livre était une nécessité pour nous suite à la mise en œuvre du règlement (UE) 2020/561 dans le contexte de la crise sanitaire de COVID-19, modifiant le règlement (UE) 2017/745 relatif aux dispositifs médicaux. Il était impératif pour nous de mettre à jour ce livre afin de rester cohérent dans notre approche scientifique et de rester en accord avec les exigences réglementaires liées aux allégations relatives aux dispositifs médicaux dans la zone de l'UE.

Ce volume 2 de ce livre "Tout savoir sur le nouveau règlement européen sur les dispositifs médicaux" dont l'objectif principal était de présenter de manière synthétique, précise et claire les évolutions majeures du nouveau règlement (UE) 2017/745 relatif aux dispositifs médicaux, les éléments constitutifs du DT, les différentes procédures d'évaluation de la conformité, la manière de marquer CE son produit et enfin les obligations des opérateurs économiques dans ce nouveau cadre réglementaire européen tout en intégrant les amendements liés au règlement (UE) 2020/561 ; il nous semble essentiel de noter que les enjeux sont plus qu'importants dans la mesure où la mise en œuvre de tous ces changements nécessite des ressources importantes, et exigent que les fabricants le fassent bien à l'avance afin de ne pas être trompés par le temps ou l'incapacité de l'ON à prendre en charge leurs demandes d'évaluation, étant donné le nombre d'ON actuellement insignifiants qui ont reçu une notification de la Commission européenne. Ainsi, on peut se demander comment faire en cas d'incapacité à prendre en charge l'évaluation de la conformité demandée par un fabricant à un organisme notifié ?

Bibliographie

- Volume 1 in French " Tout savoir sur la nouvelle regiementation europeenne relative aux dispositifs medicaux "

- RÈGLEMENT (UE) 2017/745 DU PARLEMENT EUROPÉEN ET DU CONSEIL du 5 avril 2017 relatif aux dispositifs médicaux, modifiant la directive 2001/83/CE, le règlement (CE) n° 178/2002 et le règlement (CE) n° 1223/2009 et abrogeant les directives 90/385/CEE et 93/42/CEE du Conseil

- RÈGLEMENT (UE) 2020/561 DU PARLEMENT EUROPÉEN ET DU CONSEIL du 23 avril 2020 modifiant le règlement (UE) 2017/745 relatif aux dispositifs médicaux en ce qui concerne les dates d'application de certaines de ses dispositions

- DÉCISION D'EXÉCUTION (UE) 2019/939 DE LA COMMISSION du 6 juin 2019 désignant les entités émettrices désignées pour exploiter un système d'attribution d'identificateurs uniques de dispositifs (IDU) dans le domaine des dispositifs médicaux

- Lien vers la liste des organismes notifiés qui ont reçu la notification pour le règlement (UE) 2017/745 relatif aux dispositifs médicaux :

https://ec.europa.eu/growth/tools-databases/nando/index.cfm?fuseaction=directive.notifiedbody&dir id=34

Annexe : Les principales dates du règlement européen (UE) 2017/745 sur les dispositifs médicaux

J Règlement (UE) 2017/745 relatif aux dispositifs médicaux : s'applique à partir du 26 mai 2021

J Les spécifications communes nécessaires sont adoptées avant le 26 mai 2021. Elles s'appliquent à partir d'une date ultérieure de six mois jusqu'à la date de leur entrée en vigueur ou jusqu'au 26 mai 2021, la date la plus tardive étant choisie

Les directives 90/385/CEE et 93/42/CEE seront abrogées à partir du 26 mai 2021

J À compter du 26 mai 2021, toute publication d'une notification d'un organisme notifié conformément aux directives 90/385/CEE et 93/42/CEE est invalidée

J *Les* certificats délivrés par les ON conformément à l'annexe IV de la directive 93/24/CEE ou à l'annexe IV de la directive 90/385/CEE sont invalidés au plus tard le 27 mai 2022

J Un MD de classe I pour lequel la déclaration de conformité aura été établie avant le 26 mai 2021 et pour lequel la procédure d'évaluation de la conformité prévue par le règlement (UE) 2017/745 requiert ou requerra l'intervention d'un organisme notifié, ou qui possède un certificat valide, peut être mis sur le marché ou mis en service jusqu'au 26 mai 2024, à condition qu'à partir du 26 mai 2021, il continue à être conforme et qu'il n'y ait pas de changement significatif dans la conception et la destination

J L'application, sur l'étiquette et sur tous les niveaux d'emballage supérieurs, des supports UDI s'applique à des dates différentes, en fonction de la classe de risque :

MD implantable et classe III : 26 mai 2021
- Classes IIa et IIb : 26 mai 2023

- Classe I : 26 mai 2025

J Pour les dispositifs médicaux réutilisables dont le support UDI doit être apposé sur le dispositif lui-même, l'article 27, paragraphe 4, du règlement (UE) 2017/745 s'applique :

- Dispositifs implantables et dispositifs de classe III, à compter du 26 mai 2023

- Pour les classes IIa et IIb, à partir du 26 mai 2025

- Aux dispositifs de classe I, à compter du 26 mai 2027

J Les dispositifs légalement commercialisés conformément aux directives 90/385/CEE et 93/42/CEE avant le 26 mai 2021 et les dispositifs mis sur le marché à partir du 26 mai 2021 peuvent continuer à être mis à disposition sur le marché ou mis en service jusqu'au 26 mai 2025

J Les investigations cliniques entamées conformément à la directive 90/385/CEE ou à la directive 93/42/CEE avant le 26 mai 2021 peuvent être poursuivies. De même, la notification des événements indésirables graves et des défauts des dispositifs sera effectuée conformément au règlement (UE) 2017/745 à partir du 26 mai 2021.

J L'évaluation coordonnée obligatoire des investigations cliniques multiétats s'applique à partir du 26 mai 2027

J Les organismes d'évaluation de la conformité conformes au règlement 2017/745 (UE) peuvent être désignés et notifiés avant le 26 mai 2021. Les organismes notifiés qui sont désignés et notifiés conformément au règlement (UE) 2017/745 peuvent mettre en œuvre les procédures d'évaluation de la conformité établies par ce dernier et délivrer des certificats conformément au présent règlement au plus tard le 26 mai 2021

J D'ici le 27 mai 2027, le comité évalue l'application du règlement (UE) 2017/745 relatif aux dispositifs médicaux et produit un rapport d'évaluation sur les progrès accomplis dans la réalisation des objectifs qu'il contient, ainsi que sur les ressources nécessaires à sa mise en œuvre.

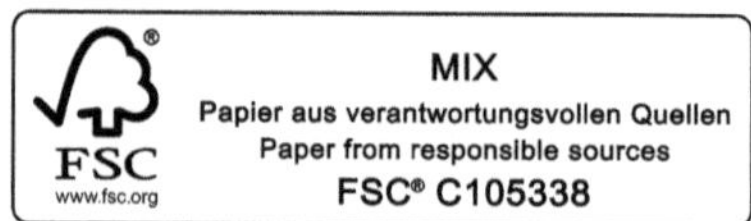

Printed by Books on Demand GmbH, Norderstedt / Germany